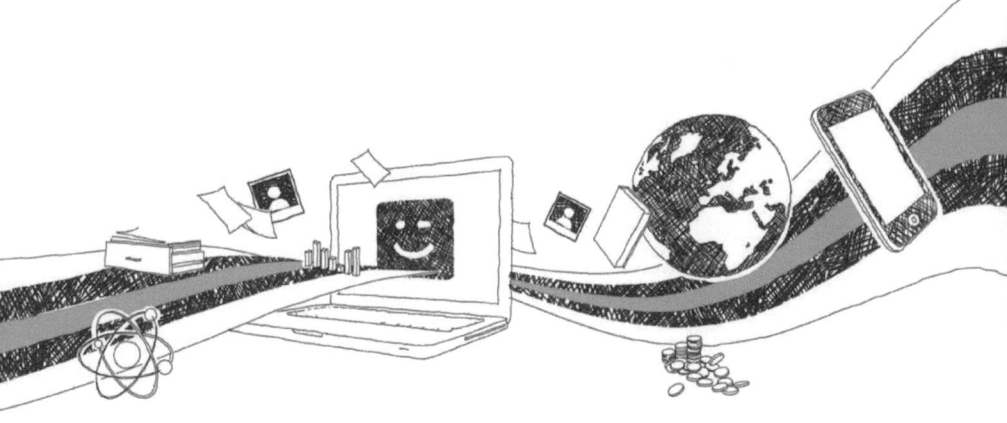
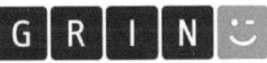

Bibliografische Information der Deutschen Nationalbibliothek:

Die Deutsche Bibliothek verzeichnet diese Publikation in der Deutschen National-
bibliografie; detaillierte bibliografische Daten sind im Internet über http://dnb.d-
nb.de/ abrufbar.

Impressum:

Copyright © 2009 GRIN Verlag
Druck und Bindung: Books on Demand GmbH, Norderstedt Germany
ISBN: 9783668726895

Dieses Buch bei GRIN:

https://www.grin.com/document/428804

Marco Weser

Die Behandlung der Rhinitis allergica mit klassischer Akupunktur

GRIN Verlag

Die Behandlung der
Rhinitis allergica
mit klassischer Akupunktur

Abschlussarbeit im Rahmen der Ausbildung am Ausbildungszentrum Mitte der Arbeitsgemeinschaft für klassische Akupunktur und Traditionelle Chinesische Medizin e.V.

Erstellt von: Marco Weser, I-Kurs

Juli 2009

Inhaltsverzeichnis

1 Einleitung

Der Entschluss das Thema *Rhinitis allergica* in meiner Abschlussarbeit aufzugreifen, begründet sich durch die saisonal gehäufte Anfrage von Patienten, die unter der alljährlichen Belastung durch Heuschnupfen leiden. Wichtig ist hierbei, dass eine genaue Differenzierung der Beschwerden vorgenommen wird, um die Zusammenhänge klar zu erkennen und eine sinn- und wirkungsvolle Behandlungsstrategie zu entwerfen. Diese Arbeit stellt den Versuch dar, einen praxisrelevanten Überblick der möglichen Erscheinungsformen und Behandlungsstrategien des Heuschnupfens aufzuzeigen, der sich jedoch nur auf einen kleinen Teil des weit reichenden Krankheitsbildes bezieht. Es sollen die Unterschiedlichen Erscheinungsformen des Heuschnupfens genauer betrachtet und verdeutlicht werden, um einen Einblick in die Form der Traditionelle Chinesischen Medizin in Diagnostik und Therapie mit Akupunktur zu geben. Schwerpunkt dieser Arbeit soll dabei die differentialdiagnostische Betrachtung der Symptome, Zungen- und Pulsdiagnostik sowie die Therapie des akuten Stadiums und auch die prophylaktische Therapie sein.

2 Hauptteil

2.1 Schulmedizinische Definition der Rhinitis allergica

Rhinitis allergica oder *Pollinosis* beschreibt eine allgemein als Heuschnupfen bekannte IgE-vermittelte allergische Sofortreaktion (Typ 1), die nach zwei Kriterien eingeteilt werden kann. Zum einen unterscheidet man nach der Dauer in intermittierende (saisonale) sowie persistierende (nicht saisonale) allergische Rhinitis. Weiter unterscheidet man nach der Ursache, die sich in die Reaktion auf Pollen und Sporen oder auf häusliche, bakterielle oder andere Antigene trennen lässt.[1]

Charakterisiert ist die Erkrankung durch Niesreiz, Rhinorrhö, Verstopfung der Nasenwege, konjunktivalen, nasalen und pharyngealen Juckreiz sowie Tränen, Rötung und Schwellung der Augen. Diese Symptome treten in zeitlichem Bezug zur Allergenexposition (z.B. Pollenflug) auf.[2]

Von Februar bis Mai findet der Pollenflug der Bäume statt. Dabei handelt es sich um Hasel, Birke und Erle. Der Pollenflug der Gräser findet in der Zeit von Juni bis September statt, der Pollenflug der Unkräuter zieht sich von Mitte August bis Oktober.

Näher soll auf die Schulmedizinische Betrachtung nicht eingegangen werden. Die Definition soll das Krankheitsgeschehen, wie es allgemein bekannt ist, verdeutlichen. Die weitere und tiefere Betrachtung soll aus Sicht der Traditionellen Chinesischen Medizin erfolgen.

2.2 Betrachtung der Rhinitis allergica aus Sicht der TCM

Die *Rhinitis allergica* mit ihren oben angeführten Symptomen wird aus Sicht der Traditionellen Chinesischen Medizin in die Kategorie eines *Wei-Qi*-Mangels eingeordnet. Das *Wei-Qi* hat seine Wurzel im Nieren-*Yang* und steht eng mit der Lunge in Verbindung, die das *Wei-Qi* auf Körperoberfläche und unter der Haut verteilt. Ist das Lungen-*Qi* nicht stark genug, kann es dieser Funktion nicht nachkommen. Die als Auslöser in Frage kommenden Allergene werden aus Sicht der TCM am ehesten den externen pathogenen Faktoren zugeordnet, genauer dem Faktor Wind.

Ist das *Wei-Qi* schwach, kann der pathogene Faktor Wind über die Nase eindringen und den Heuschnupfen verursachen.

Die Nase wird als „Öffner der Lunge"[3] betrachtet und ist durchgängig, solange das Lungen-*Qi* stark genug ist. Dringt nun Wind als ein pathogener Faktor ein, muss unterschieden werden zwischen Wind-Hitze und Wind-Kälte, die sich in unterschiedlicher Symptomatik zeigen. Niesen, starker Fließschnupfen, Nasenobstruktion und weißlich-wässriges Sekret zeigen das Eindringen von Wind-Kälte an, eine stärkere Augenbeteiligung mit Rötung, Jucken, Schwellung sowie Rachenjucken steht eher für das Eindringen von Wind-Hitze.

Begriffe und Zusammenhänge werden im nächsten Abschnitt näher betrachtet.

2.2.1 Pathogenese und Einordnung der Symptome in die Denkweise der TCM

Der klassische Ablauf des Heuschnupfens besagt einen Beginn im Frühjahr, das den Wandlungsphasen nach dem Holz[4] zugeordnet wird. Dem Holz werden der Osten sowie die Organe Leber und Gallenblase zugeordnet. Der Frühling gilt als sehr dynamisch, aktiv und als Zeit des neuen Beginnens innerhalb des Wandlungsphasenzyklus. Interessant ist in diesem Zusammenhang das immer wieder neue Beginnen, oder saisonale Auftreten des Heuschnupfens, der immer wieder mit dem Frühling zurückkehrt. Der Charakter des Heuschnupfens kann mitunter auch sehr dynamisch und aktiv sein und den Betroffenen stark beeinträchtigen.

Gerade die Leber ist als im Holz charakterisiertes Organ ein Organ, das selbst durch Stagnation und übermäßiges aufsteigendes *Yang* Wind erzeugen kann. Die Leber ist ebenfalls verantwortlich für den freien Fluss des *Qi* im gesamten Körper und somit auch für die freie Bewegung des *Wei-Qi* im Bereich der Haut. Die Leber öffnet sich in den Augen und sorgt durch das Leber-*Yin* dafür, dass sie ausreichend befeuchtet und genährt sind.

Dringt nun Wind-Hitze in den Körper ein, wird das *Wei-Qi* im Kampf gegen den pathogenen Faktor blockiert und es zeigen sich im Falle des Heuschnupfens am Auge die klassischen

Symptome wie Rötung, Jucken und tränen. Die Hitze greift in diesem Fall auf die Leber-Leitbahn über, die das Auge zusammen mit der Gallenblasen-Leitbahn umzieht. Hier kann die Hitze, begünstigt durch Leber-*Qi*-Stagnation und, beziehungsweise oder Leber-*Yin*-Mangel, die Gefäße erweitern, was zu Rötung der Augen führt. Juckreiz und tränen entstehen durch den Wind, der sich innerhalb der Leitbahn bewegt. Schwellungen können auftreten, da das blockierte *Qi* die Flüssigkeit nicht mehr weiterbewegen kann. Der Mangel an Leber-*Yin* und Leber-Blut ist der Grund dafür, dass die entstehende oder schon bestehende Hitze durch Wind und Stagnation nicht ausreichend gekühlt werden kann und das Leber-*Yang* nach oben steigt, was die klassischen Entzündungszeichen der Augen hervorruft.

Der Wind bewegt sich allerdings nicht ausschließlich in der Leber- und Gallenblasen-Leitbahn, er dringt auch in die Lunge ein und blockiert hier das Lungen-*Qi*. Das Lungen-*Qi* kann in diesem Fall gegenläufig werden und so Niesen verursachen. Ein regelrecht fließendes Lungen-*Qi* führt den Atem nach unten. Das Lungen-*Qi* hat unter anderem die Aufgabe, das *Wei-Qi* im Körper zu zirkulieren und Flüssigkeit im Körper zu verteilen. Ein gegenläufiges Lungen-*Qi* kann diese Aufgaben nicht mehr erfüllen und die Pforte nach außen nicht geöffnet halten. Auf diesem Wege entstehen Nasenobstruktion, Niesen und Fließschnupfen. Rachenjucken und Juckreiz der Nase erklären sich durch den Wind, der die Hitze in den Körper trägt und in die vom *Wei-Qi* geöffneten Poren in die oberen Abschnitte des Körpers bringt. Das anfallsartige Auftreten des Heuschnupfens lässt sich auch durch den Wind erklären. Wind wandert im Körper umher, er kommt und geht. Ist der Wind gerade im kommen begriffen, so entsteht ein Anfall, der mit verstärkten Wind-Zeichen einhergeht und so lange anhält, bis der Wind wieder geht.

Die Grundlagen und Begrifflichkeiten sowie die Zusammenhänge werden in den nächsten Abschnitten genauer erläutert.

2.2.2 Das *Wei-Qi*

Das *Wei-Qi*, das in Haut und Muskeln zirkuliert, wird gerne mit „Abwehr-*Qi*" übersetzt. „*Wei*" bedeutet im Chinesischen soviel wie „verteidigen" oder „schützen". Das *Wei-Qi* wird am ehesten dem Konzept von *Yang* zugeordnet, da es sich mehr an der Körperoberfläche bewegt und im Abwehrkampf gegen externe pathogene Faktoren, wie den Wind, viel Energie und Kraft benötigt.

Das *Wei-Qi* hat seinen Ursprung im unteren Erwärmer und bezieht von dort einen Großteil seiner Energie aus dem Nieren-*Yang*. Die Mitte, also Magen und Milz im mittleren Erwärmer, nähren das *Wei-Qi* und die Lunge im oberen Erwärmer verteilt es durch ihr *Qi* im Körper, in den Muskeln und in der Haut. Liegt in diesem Zusammenhang eine Schwäche von Nieren-*Yang* und/oder Lungen-*Qi* vor, kann das *Wei-Qi* seinen Aufgaben nicht nachkommen.

Der Bezug von *Wei-Qi* zum Dreifachen Erwärmer wird durch seine Verteilung und Herkunft in allen drei Abschnitten des Erwärmers deutlich. Der *San jiao*[5] wird als „Vater" des *Qi* bezeichnet und ist verantwortlich für die Koordination aller energetischer Abläufe im Körper. Der Dreifache Erwärmer hat einen engen Bezug zum *Yang Wei Mai* und somit zum *Yang* des ganzen Körpers. Die Verbindung zwischen *San jiao* und *Yang Wei Mai* beinhaltet sehr viel *Yang-Qi*, ohne das das *Wei-Qi* nicht arbeiten kann. Der *Yang Wei Mai* verbindet alle *Yang*-Leitbahnen des Körpers miteinander[6] und folgt sogar über einen Weile dem Verlauf der Gallenblasen-Leitbahn. Zu seinen Aufgaben zählt auch die Zirkulation von *Wei-Qi* durch den Körper, hauptsächlich über die Seiten des Rumpfes, die Außenseite der Beine und die seitlichen Anteile von Hals und Kopf. Hier kann der *Yang Wei Mai* auch gezielt verwendet werden, um aufsteigendes *Yang* in Leber und Gallenblase zu behandeln. Der *Yang Wei Mai* hat besonders großen Einfluss im Bereich des Kopfes.

Eine Schwäche des *Wei-Qi* oder eine Störung in seiner Zirkulation ist vergleichbar mit einer Schwächung der Körperabwehr. Es wird von der Lunge regiert und kontrolliert das Öffnen und Schließen der Poren zur Schweißabsonderung und Temperaturregulierung. Diese Schwäche der Körperabwehr ermöglicht es nun verschiedenen bösartigen Faktoren von außen in den Körper einzudringen. Im Falle der *Rhinitis allergica* geschieht dies über die Öffnungspforte der Lunge. Über die Nase tritt der externe pathogene Faktor ein und löst lokal die charakteristischen Symptome des Heuschnupfens aus.

2.2.3 Das Lungen-*Qi* und sein Bezug zum *Wei-Qi*

Die Lunge wird vom *Nei Jing* als „Schutzschirm der *Yin*-Organe" bezeichnet[7].Diese Bezeichnung begründet sich auf der Lage der Lunge, die sich wie ein Schirm über die Brusthöhle legt. Die Lunge, auch „das zarte Organ" genannt, ist ein *Yin*-Organ und hat durch Nase und Rachen direkte Verbindung zur Welt außerhalb des Körpers. Durch diese direkten Zugänge zum Körperinneren ist die Lunge auch das Organ, das am leichtesten durch äußere pathogene Faktoren angreifbar ist.

Die Lunge regiert das *Qi* des gesamten Körpers. Durch die Atmung tritt das äußere *Qi* in den Körper ein und verbindet sich innerhalb der Lunge mit dem Inneren *Qi*. Die reine Luft, die von der Lunge aufgenommen wird, wird in das „Atmungs-*Qi*", das *Kong-Qi*, umgewandelt. Dieses *Kong-Qi* verbindet sich nun mit dem *Gu-Qi*, dem „Nahrungs-*Qi*" aus der Milz, zum „Sammel-*Qi*", dem *Zong-Qi*.

Eine weitere Quelle des *Qi* bildet das „Ursprungs-*Qi*", das *Yuan-Qi*, dessen Speicherort in den Nieren zu suchen ist. Vereinigt sich das *Yuan-Qi* mit dem *Zong-Qi*, entsteht das „wahre *Qi*". das *Zheng-Qi*, welches sich wiederum in das *Ying-Qi*, dem „Nähr-*Qi*", und das bereits besprochene *Wei-Qi* aufspaltet. Das Lungen-*Qi* bildet somit eine wichtige Grundlage für die Entstehung des *Wei-Qi*. Das *Qi* der Lunge hat nun unter anderem die Aufgabe, das *Qi* im Körper zu verteilen. Dazu gehört auch, das ausreichend *Wei-Qi* in Haut und Muskeln verteilt wird, um eine wirkungsvolle Hürde gegen externe Einflüsse zu Bilden. Ist das Lungen-*Qi* schwach, so wirkt sich dies natürlich auf das *Wei-Qi* aus. Die Zuordnung der Lunge zur Wandlungsphase Metall drückt hier auch eine Mangelnde Kontrolle des Metalls über das Holz im *Ko*-Zyklus aus. Hier kann ein schwaches Metall das Holz nicht mehr kontrollieren, wodurch Hitze und Wind entstehen können. Das *Wei-Qi* wird so schon in seinen Grundlagen geschwächt und wird nicht richtig an seine Bestimmungsorte verteilt. Symptomatisch kann sich dieser Zustand in erhöhter oder auch verminderter Schweißneigung oder auch Infektanfälligkeit zeigen. Schweiß tritt über die Hautporen aus, die ebenfalls durch Lungen-*Qi* und *Wei-Qi* kontrolliert werden.

Infektanfälligkeit sowie die allergische Reaktion in Form des Heuschnupfens basieren so auf der gegebenen Möglichkeit, dass ein pathogener Faktor vom *Wei-Qi* nicht mehr abgewehrt werden kann und so über die Öffner (Nase und Rachen) der Lunge direkt in den Körper eindringt. Gelingt es diesem pathogenen Faktor nun, sich im Körper festzusetzen und zu manifestieren, resultieren daraus die klassischen Symptome des Heuschnupfens.

2.2.4 Das Nieren-*Qi*

Wie bereits im vorhergehenden Kapitel erwähnt, stellt die Niere, beziehungsweise das Nieren-*Qi* eine weitere Quelle des *Wei-Qi* dar. In der Niere wird das *Yuan-Qi* gespeichert, das sich mit dem *Zong-Qi* zum *Zheng-Qi* verbindet, welches wiederum in *Wei-Qi* und *Ying-Qi* geteilt wird.

Die Betrachtung der Niere erfordert die Berücksichtigung, dass das Nieren-*Yin* und das Nieren-*Yang* die Grundlage für alles *Yin* und *Yang* im Körper sind. Daher bekommen in diesem Fall *Yin* und *Yang* eine andere Bedeutung, wobei auch hier das Nieren-*Yang* in Bezug zum Äußeren und das Nieren-*Yin* natürlich eher in Bezug zum Inneren steht.

Das *Wei-Qi* hat im direkten Vergleich zum *Ying-Qi* einen deutlichen *Yang*-Charakter, obwohl es eher aus gröberen Anteilen besteht, und bezieht seine Energie vornehmlich aus dem *Yang* der Niere. Der *Yang*-Charakter leitet sich aus der Lokalisation in den äußeren Schichten des Körpers und der Aktivität des *Wei-Qi* ab. Ist das *Yang* der Niere schwach, so kann sich das *Yuan-Qi* nicht in ausreichendem Maß mit dem *Zong-Qi* verbinden und führt so zu einer ungenügenden Produktion von *Wei-Qi*. Das *Yuan-Qi* stellt auch den Ursprung des *Qi* der Lunge dar und beschreibt als „Ursprungs-*Qi*" oder auch „vorgeburtliches *Qi*" den Anteil des *Qi*, der bei der Empfängnis von den Eltern an das Kind weitergegeben wird. Hier wird die ererbte Konstitution hervorgehoben, die der erworbenen *Qi*-Schwäche gegenübersteht. Im Falle des Heuschnupfens zeigt sich im Falle einer Nieren-Schwäche eine familiäre Häufung der Erkrankung.

2.2.5 Der Yang Wei Mai

Der *Yang Wei Mai*[6] stellt ein Verbindungsgefäß aller *Yang*-Leitbahnen im Körper dar und ist als *Wei-Qi* zirkulierendes Gefäß mit starkem *Yang*-Charakter in der Pflicht, *Wei-Qi* in ausreichendem Maß in alle Regionen des Körpers zu bringen. Der *Yang Wei Mai* verbindet nach dem Modell der sechs Schichten die drei *Yang*, *Tai Yang*, *Shao Yang* und *Yang Ming*. Dadurch, dass er das *Tai Yang* kontrolliert, wird deutlich, wie sein Zusammenhang zwischen *Wei-Qi* und dem Eindringen pathogener Faktoren in die obersten Schichten des Körpers zustande kommt. Hiernach liegen die Quellen des *Wei-Qi* in allen drei Erwärmern verteilt: im unteren Erwärmer zieht es seine Energie aus der Niere, weiterhin wird die Bildung im mittleren Erwärmer durch Magen und Milz unterstützt, bis das *Wei-Qi* schließlich im oberen Erwärmer durch die Lunge verteilt wird. Kann durch die drei *Yang* nicht genug Energie zur Verfügung gestellt werden, ist es dem pathogenen Faktor möglich, das *Wei-Qi* zu umgehen. Eine Schwäche des *Yang Wei Mai* kommt einer Schwäche des *Yang* und somit des *Wei-Qi* gleich, dass einen bedeutenden *Yang*-Charakter aufweisen muss, um sich im Kampf gegen äußere pathogene Faktoren behaupten zu können.

Der *Yang Wei Mai* findet eine besondere Bedeutung in der Behandlung von äußerer Wind-Kälte. Es entsteht ein Missverhältnis zwischen *Ying-Qi* und *Wei-Qi*, was es dem pathogenen Faktor ermöglicht, in den Körper einzudringen.

2.3 Differentialdiagnosen aus Sicht der TCM

Nach einem kurzen Überblick stellt sich nun die Frage, woran man den Unterschied, den man in der Traditionellen Chinesischen Medizin am Heuschnupfen beobachten kann, in der Praxis erkennt und richtig therapiert. Differentialdiagnostisch müssen nun die verschiedenen Erscheinungsformen des Heuschnupfens sowie die Konstitution des Patienten genau erfragt und untersucht werden.

In der chinesischen Medizin werden unter dem Konzept „*Bi yuan*"[10] die Symptome eitrige Nasensekretion, Nasenobstruktion, Fließschnupfen, Kopfschmerzen und Niesen zusammengefasst. Dieses Modell passt nicht genau zur allergischen Komponente der *Rhinitis allergica*, da es sich eher um die Beschreibung einer *Sinusitis* oder einer chronischen *Rhinitis* handelt.

Im Vordergrund der Betrachtung steht das Eindringen des pathogenen Faktors Wind-Hitze oder Wind-Kälte. Dringt Wind-Hitze in die Lunge ein, ist mit Symptomen mit Hinweis auf Hitze zu rechnen. Dazu gehören die eitrige dickflüssige Nasensekretion, gerötete und juckende Augen, was Anzeigt, dass sich der pathogene Faktor auch in den Holz-Leitbahnen Leber und Gallenblase bewegt. Dringt Wind-Kälte ein, sind diese Manifestationen nicht zu erwarten. Der Schnupfen und die Nasensekretion erweisen sich als klar, dünnflüssig und sturzbachartig. Auch die Mitbeteiligung der Augen ist nicht so deutlich bis nicht ausgeprägt. Niesen deutet auf eine Störung des Lungen-*Qi* hin. Das Lungen-*Qi* hat eine absenkende und verteilende Funktion. Durch das Eindringen der Wind-Hitze oder Kälte wird die Funktion des Lungen-*Qi* blockiert und es kann seiner Flussrichtung nicht folgen. Die einzige Ausweichmöglichkeit des Lungen-*Qi* führt nun nach oben und nach außen, durch die Öffner der Lunge, Mund und Nase. Begibt sich das Lungen-*Qi* nun in eine umgekehrte Flussrichtung und steigt auf, spricht man von rebellierendem *Qi* mit der Symptomatik Niesen und Husten. Dieses rebellierende *Qi* kann nun, je nach Ausprägung, dazu führen, dass nicht genug *Qi* durch die Lunge nach unten geführt und verteilt wird, was im Zusammenhang mit der Rhinitis zu asthmatischen Erscheinungen wie Atemnot führen kann. Weitere Anzeichen, die auf eine direkte Störung des Lungen-*Qi* hinweisen, sind wässriges Sputum, schwache Stimme, Schwitzen, Abneigung gegen Kälte, Infektanfälligkeit, Müdigkeit.

Fehlt es an Nieren-*Yang*, so begünstigt dies die Situation des Lungen-*Qi*. Die Niere liefert im Körper den Grundsatz für alle Vorgänge und steuert somit auch die Funktionen der einzelnen Organe. Kann nun das Lungen-*Qi* seine absenkende Funktion nicht ausführen, kann ein Mangel an Nieren-*Yang* das Bild ergänzen. Die Niere hat die Funktion, alles, was von der Lunge nach unten geführt wird, zu halten und weiter zu verteilen. Wird nun das von der Lunge abgesenkte *Qi* nicht von der Niere gehalten, steigt es wieder auf und erzeugt ebenfalls Symptome wie Atemnot.

Eine Störung des Nieren-*Yang* führt aber schon an früherer Stelle zu einem Mangel an *Wei-Qi*, da es an *Yuan-Qi* mangelt. Beim Zusammenschluss von *Zong-Qi* und *Yuan-Qi* kommt es so zu einer nicht ausreichenden Bildung von *Zheng-Qi* und so zu einem Mangel an *Wei-Qi*. Zusätzliche Symptome, die auf ein schwaches Nieren-*Yang* schließen lassen, wären Abneigung gegen Kälte, Knie- und Rückenschmerzen, schlechter Appetit und weiche Stühle.

Um einen besseren Überblick geben zu können, soll die folgende Tabelle 2.3.1 dienen.

Bei genauer Untersuchung des Patienten fallen natürlich auch andere Zustände auf, wie zum Beispiel eine Stauung des Leber-*Qi* oder auch ein Mangel an Milz-*Qi*. Eine unendliche Vielzahl an Syndromen kann mit dem bisher Aufgeführten in Kombination auftreten und diese mitbeeinflussen. In dieser Arbeit sollen lediglich die relevantesten aufgeführt werden, um den Rahmen nicht zu sprengen.

2.3.1 Tabellarische Übersicht der Syndrome bei *Rhinitis allergica*

Syndrom	Lokalbefund	mögliche Begleitsymptome	Zunge	Puls
Eindringen von Wind-Hitze	Eitrige Nasensekretion, Nasenobstruktion, Fließschnupfen, Kopfschmerzen, Niesen, gerötete juckende Augen mit Schwellung, Juckreiz in Nase und Rachen	Abneigung gegen Wärme, Schmerzen und Steifheit im Okzipitalbereich, Halsschmerzen, Durst, geschwollene Tonsillen	gerötete Ränder und Spitze, dünner weißer bis gelblicher Belag	oberflächlich und schnell
Eindringen von Wind-Kälte	Nasenobstruktion, Fließschnupfen mit klarem, weißem und wässrigem Sekret, Niesen	Abneigung gg. Kälte, Zittern, deutliche Kopfschmerzen, Steifheit d. Nackens, kein Schweiß, kein Durst	dünner weißer Belag	oberflächlich und gespannt
Zugrunde liegende Zustände				
Lungen-*Qi*-Mangel (Die Unterscheidung zwischen Schädigung durch Wind-Kälte oder	Eitrige Nasensekretion, klares wässriges Sekret, Nasenobstruktion, Fließschnupfen, Kopfschmerzen, Niesen, gerötete juckende Augen mit Schwellung, Juckreiz in Nase und Rachen	Atemnot, Husten, wässriges Sputum, schwache Stimme, Schwitzen tags, Abneigung gg. Kälte, weißes Gesicht, Infektanfälligkeit, Müdigkeit	blass bis normal-farben	leer

Wind-Hitze erfolgt nach den o.g. Symptomen)				
Nieren-*Yang*-Mangel	Siehe Lungen-*Qi*-Mangel	Kreuzschmerzen, kalte Knie, Kälteempfinden, Abneigung gg. Kälte, Beinschwäche, weißes Gesicht, Trägheit	blass, geschwollen, nass	tief und schwach

3 Zungendiagnose bei *Rhinitis allergica*

Die Zungendiagnose[8] spielt in der chinesischen Medizin eine besondere Rolle und soll demnach hier noch einmal gesondert aufgeführt werden. Da es sich um ein besonders umfangreiches Thema handelt, dass dem Therapeuten viele wichtige Hinweise auf den Zustand des Patienten geben kann, würde eine komplette Diskussion den Rahmen dieser Arbeit sprengen. Aus diesem Grund sollen hier nur die charakteristischsten Zungenbilder in Bezug zur *Rhinitis allergica* besprochen werden. Das Bild der Zunge variiert je nach Zustand des Patienten und des eingedrungenen pathogenen Faktors. In den folgenden Abschnitten sollen zuerst die einzelnen Zungenzeichen an sich, und darauf folgend die im Zusammenhang stehenden Syndrome besprochen werden.

3.1 Der Zungenkörper

Bei der Betrachtung des Zungenkörpers unterteilt man die Zunge nach Organbezug. Die Zungenspitze zeigt den Zustand des Herzens an, die Mitte Milz und Magen, Leber und Gallenblase finden ihre Lokalisation am Zungenrand und die Zungenwurzel zeigt die Niere an. Am Zungenkörper und an den unterschiedlichen Arealen können verschiedene Qualitäten beobachtet werden. Den Therapeuten interessiert hier Form, Haltung, Farbe und Beweglichkeit des Zungenkörpers, die Qualität und die Lokalisation des Zungenbelags sowie die allgemeine Feuchtigkeit der Zunge. Was die einzelnen Kriterien aussagen, soll in den folgenden Abschnitten erörtert werden.

3.1.1 Die Form des Zungenkörpers

Der Zungenkörper kann in verschiedenen Formen verändert sein. Er kann geschwollen sein, was auf eine Ansammlung von Feuchtigkeit hinweist. Vergrößert sich der Zungenkörper soweit, dass sich Zahneindrücke abbilden, kann ein Milz-Qi-Mangel vorliegen. Ein dünner und verkleinerter Zungenkörper kann Anzeichen für einen Yin-Mangel sein, aber auch einen Qi- und Blut-Mangel anzeigen. Zeigen sich Papillen auf der Zungenoberfläche, spricht dies für einen Hitze-Zustand. Führt dieser Hitze-Zustand zu einem extremen Yin-Mangel, können sich Furchen unterschiedlich starker Ausprägung auf dem Zungenkörper bilden.

3.1.2 Die Haltung des Zungenkörpers

Die Haltung des Zungenkörpers ermöglicht es, Aussagen über den allgemeinen Zustand des Qi im Körper zu treffen. Eine Stagnation von Qi in der Muskulatur kann zum Beispiel Spasmen hervorrufen. Ein Zittern des Zungenkörpers hingegen entsteht auf der Grundlage eines Mangels an Qi, aber auch von $Blut$ und $Yang$. Ein extremer Mangel an Qi, Blut und Yin kann sogar eine Atrophie des Zungenkörpers hervorrufen. Eine starke Hitze, die das Yin verbraucht und so stark schädigt, kann eine steife Zunge zur Folge haben. Weicht der Zungenkörper sogar von einer Seite ab, so kann die Ursache dafür ein aufsteigender Leber-Wind oder auch Schleim und Feuchtigkeit sein.

3.1.3 Die Farbe des Zungenkörpers

Die Farbe des Zungenkörpers kann zwischen blass und dunkelrot bis violett sein. Eine blasse Zunge zeigt ein Mangel- oder Kälte-Syndrom am oder geht mit einem Qi- und Blut-Mangel einher.

Ein roter Zungenkörper ist ein Zeichen für Hitze und kann für einen Fülle-, wie auch für einen Mangel-Zustand stehen, wenn eine volle Hitze das Yin verbraucht. Meist geht eine rote Zunge mit einem Belag einher, mit dessen Hilfe eine weitere Differenzierung möglich ist. Eine Dunkelrote Zunge zeugt von einer schweren Hitze, die schon lange andauert und sich meist im Herzen befindet. Färbt sich die Zunge blauviolett, besteht eine Blutstagnation besonderer Schwere. In diesem Fall ist es interessant, auch die Unterseite der Zunge und die dort befindlichen Unterzungenvenen zu betrachten, die bei einer Stagnation von Blut gestaut sind.

3.1.4 Der Zungenbelag

Am Zungenbelag kann man erkennen und unterscheiden, ob es sich um einen Hitze-, Kälte-, Leere- oder Füllezustand handelt. Ein gelber Belag spricht für Hitze, ein weißer eher für Kälte. Auch Menge und Konsistenz des Belags spielen eine wichtige Rolle, um aussagen zu können, ob und wie tief zum Beispiel ein pathogener Faktor in den Körper eingedrungen ist. Ist der Belag nass, ist Feuchtigkeit im Körper, ist er trocken, handelt es sich um Hitze und Säftemangel. Ein dicker öliger oder auch klebriger Belag kann im Gegensatz für Schleim oder feuchte Hitze stehen.

3.2 Zungenbilder im Bezug zum Syndrom

In diesem Abschnitt sollen nun die vorher besprochenen Zeichen der Zunge im Zusammenhang mit ihrem Auftreten im Rahmen bestimmter Syndrome und Funktionskreise erläutert werden. Es soll geklärt werden, wie eine Kombination verschiedener Zungenzeichen auf den Zustand der Erkrankung rückschließen lässt.

3.2.1 Zunge bei Störung im Funktionskreis Milz

Störungen im Funktionskreis Milz bestehen meist aus einem Qi-Mangel-Zustand und einer damit einhergehenden Retention von Feuchtigkeit. Ist das der Fall, ist der Zungenkörper geschwollen und kann Zahneindrücke auf den Rändern aufweisen. Der Qi-Mangel kann als Bewegung ein leichtes Zittern verursachen.

Die Farbe der Zunge ist meist blass, da durch den Qi-Mangel auch ein Blutmangel entsteht, wenn nicht ausreichend Energie für die Energieproduktion zur Verfügung steht oder diese durch zuviel Feuchtigkeit blockiert wird. Ein weiteres Zeichen kann in diesem Zusammenhang ein weißer, eventuell schmieriger Belag sein, der sich hauptsächlich auf die Mitte der Zunge konzentriert. Die feuchte Erscheinung des Belags ist von der Menge an Feuchtigkeit und/oder Schleim abhängig, die sich im Körper befindet und nicht mehr vom Milz-Qi bewältigt werden kann.

3.2.2 Zunge bei Störung im Funktionskreis Leber

Störungen im Funktionskreis Leber zeigen sich als charakteristische Veränderungen am Zungenkörper an den Seitenrändern. Diese können im Falle einer Leber-Qi-Stagnation aufgerollt sein. Stellt sich ein Leber-Blut-Mangel durch starke Stagnation und einem Leber-$Yang$-Zustand ein, erscheinen die Ränder auch oft abgefressen. Die Oberfläche der Zunge ist oft rau und unregelmäßig. Im ersten Zungendrittel kann ein tiefer vertikaler Riss entstehen.

Die Haltung ist meist unauffällig, kann aber bei Leber-Wind zu einem Abweichen der Zunge führen. Farblich zeigt sich die Zunge deutlich gerötet, eventuell mit roten Punkten an der Spitze. Die Rötung ist ein Hinweis auf ein Hitze-Geschehen, dass mit einer Tendenz zum Nieren-Yin-Mangel einhergehen kann. Der Belag befindet sich im Bereich der Zungenwurzel und ist dick und gelb mit öliger Erscheinung. Dies weist auf feuchte Hitze im unteren

Erwärmer hin, die auch als toxische Hitze gewertet werden kann, abhängig von der Ausprägung des Belags.

3.2.3 Zunge bei Störungen im Funktionskreis Lunge

Ist die Bewegung des Lungen-*Qi* blockiert, kann es die von der Milz gesandten Flüssigkeiten nicht mehr ausreichend verteilen und zirkulieren. Dies äußert sich in einem geschwollenen Zungenkörper, der wie beim Milz-*Qi*-Mangel Zahneindrücke an den Rändern zeigen kann. Der Zungenkörper weist bei einem Lungen-*Qi* oder Lungen-*Yin*-Mangel einen schrägen vertikalen Riss im ersten Drittel der Zunge auf. Die Haltung der Zunge ist eher unauffällig, kann aber bei extremem *Qi*-Mangel leicht zittrig sein. Die Farbe ist meist blassrot, ein Belag muss nicht vorliegen.

3.2.4 Zunge bei Störungen im Funktionskreis Herz

Grundlage des Zungenbildes ist Hitze in Leber und Herz. Diese Hitze verbraucht das *Yin* und lässt einen Mittelriss über den gesamten Zungenkörper entstehen. Kann man eine Einkerbung an der Zungenspitze beobachten, zeigt dies einen Herz-Blut-Mangel an. Ist der Zungenkörper hingegen geschwollen, zeigt das eine Mitbeteiligung von Milz- und Lungen-*Qi*, die sich jeweils in einem Mangelzustand befinden. Durch diesen Mangel sammelt sich Feuchtigkeit und lässt die Zungen anschwellen. Eine Delle am Zungengrund tritt bei einer Kombination mit einem Nieren-*Jing*-Mangel auf und erklärt sich durch einen Mangel an Essenz und Substanz. Die Haltung der Zunge ist nicht auffällig. Die Zunge sieht rötlich aus und hat deutlich gerötete Ränder, auch die Spitze ist rot. Handelt es sich jedoch nicht um einen Hitze-Zustand, kann die Zunge auch blass erscheinen, was wieder im Zusammenhang mit einem Milz- und Lungen-*Qi*-Mangel steht. Der Belag kann dünn, gelb und ölig sein, was für eine Retention von feuchter Hitze in Leber und Herz spricht. Ein dicker gelber Belag an der Zungenwurzel zeigt eine feuchte Hitze im unteren Erwärmer an.

3.2.5 Zunge bei Störungen im Funktionskreis Niere

Die Form des Zungenkörpers ist meist unauffällig und zeigt sich von der Haltung her eher schlaff aufgrund des mangelnden *Yangs*, wodurch die Muskulatur nicht mehr in der Lage ist, den Zungenkörper stabil zu halten.

Farblich zeigt sich die Zunge blass bei mangelnder Versorgung durch den *Yang*-Mangelzustand. Der Zungenbelag kann weiß und feucht sein.

Besonders bei den hier vorliegenden Zeichen ist an einen *Wei-Qi*-Mangel aufgrund eines mangelnden Nieren-*Yangs* zu denken. Die Zunge liefert hier den Ausdruck, dass zu wenig

Energie vorhanden ist, um ausreichend den Körper mit den nötigen *Yang* zur Abwehr zur versorgen.

3.2.6 Zunge bei Blut-Stagnation

Bei einer Blutstagnation ist der Körper meist etwas schmaler und zugespitzt, was ein Zeichen für stagniertes Leber-Blut ist. Zahneindrücke können vorhanden sein, wenn ein Milz-*Qi*- oder Milz-*Yang*-Mangel vorliegt. Die Unterzungenvenen sind gestaut. Die Haltung ist unauffällig, kann aber zu Steifigkeit durch die Stagnation neigen. Die Färbung der Zunge scheint blassbläulich bei leichter Stagnation. Eine Rötung der Zungenspitze kann als unpathologisch betrachtet werden. Ein weißer dünner Belag zeigt eine Retention von Feuchtigkeit an.

3.2.7 Zunge bei Hitze

Die Körperform bei Hitze ist meist leicht geschwollen und trocken. Begleiterscheinungen im Mundraum können Aphten und Zahnfleischentzündungen sein. Der Zungenkörper ist rötlich gefärbt und kann einen auffällig dicken und gelben Belag aufweisen, der von der Konsistenz her ölig ist. Lokalisation des Belags ist an der Zungenwurzel, wo rote Papillen hervortreten können. Der Belag zeigt feuchte Hitze, beziehungsweise eine Retention von feuchter Hitze in der Blase an.

4 Pulsdiagnose bei *Rhinitis allergica*

Die Pulsdiagnose[9] liefert in der Chinesischen Medizin wichtige Aufschlüsse über den Zustand des Patienten und gehört somit zu den Grundpfeilern der chinesischen Diagnostik.

Betrachtet man die verschiedenen Ursachen und Verlaufsformen des Heuschnupfens, so muss klar sein, dass sich unterschiedlichste Pulse ertasten lassen müssen. Das Spektrum der Pulse reicht von einem oberflächlichen, schnellen und gespannten Puls bishin zu einem leeren Puls, der sehr tief und schwach sein kann. Die Pulse werden an beiden Handgelenken im Bereich der Arteria radialis in drei Positionen getastet, an der Oberfläche wie auch in der Tiefe. Diese Positionen werden *Cun, Guan* und *Chi* genannt, sollen aber hier nicht weiter erläutert werden. Auch in diesem Abschnitt gilt, dass nur die charakteristischsten Pulsbilder[9] besprochen werden sollen, die am häufigsten bei der Diagnose Heuschnupfen auftreten, auch die Technik der Pulstastung und Diagnose werden als bekannt vorausgesetzt. Zuerst sollen die Pulsqualitäten im Einzelnen besprochen werden, im Anschluss sollen die betreffenden Qualitäten dem jeweiligen Erscheinungsbild des Pulses bei Heuschnupfen zugeordnet werden.

4.1 Pulsqualitäten

In diesem Abschnitt werden die wichtigsten Pulsqualitäten im Allgemeinen beschrieben. Die Zusammenhänge der Pulsbilder mit dem den jeweiligen Syndromen und Krankheitserscheinungen werden in Abschnitt 4.2 erläutert.

4.1.1 *Shu mai* – der schnelle Puls

Shu mai beschreibt einen Puls, der schneller ist, als er im Normalfall sein sollte. Ein schneller Puls kennzeichnet einen Zustand von *Yang*-Überschuss oder Hitze. Bei Hitze handelt es sich meist um einen pathogenen Zustand, der durch Fülle, als auch durch Leere herbeigeführt werden kann. Der schnelle Puls zeigt Hitze-Zustände im oberen Teil des Körpers an, wo meist Herz und Lunge agitiert werden. Das Herz kontrolliert die Geschwindigkeit des Pulsschlages.

4.1.2 *Fu mai* – der oberflächlich treibende Puls

De oberflächliche Puls *Fu mai* ist am besten in der oberen Position zu tasten und verschwindet oder wird schwächer bei Druck in die Tiefe. Hier lässt sich nun der Zustand des *Yang-Qi* herauslesen, das sich in den oberen oder äußeren Körperbereichen ansammelt. Ursache für dieses Verhalten des *Yang-Qi* kann das Eindringen eines pathogenen Faktors sein, der zuerst in die oberen und äußeren Anteile des Körpers eindringt. Hier findet nun in der Abwehrschicht der Kampf von *Wei-Qi* gegen das Pathogen statt. Eine weitere Ursache für *Fu mai* ist ein *Yin*-Mangel. *Yang-Qi* hat die Eigenschaft, nach oben und nach außen zu fließen und wird vom Yin kontrolliert. Kann das *Yin* das *Yang* nun nicht halten, steigt das *Yang-Qi* im Übermaß nach oben und kann so einen pathogenen Zustand hervorrufen. Auch eine Leere von *Qi* und *Yang* kann dafür sorgen, dass *Yang-Qi* unkontrolliert nach oben fließt, da die Wurzel im unteren Anteil des Körpers verloren geht.

4.1.3 *Shi mai* – der volle Puls

Der volle Puls *Shi mai* zeigt den Kampf zwischen pathogenem *Qi* und einem doch relativ starken *Wei-Qi* an. Der Puls kann in diesem Fall auch eine eindeutig gespannte Qualität aufweisen, die an eine klassische Bogensehne erinnert. Ein gespannter Puls zeigt immer eine Stagnation an, die im Falle von *Shi mai* durch den aktuellen Abwehrkampf entsteht. Das freie Fließen von *Qi* und Blut kann hier nicht mehr regelrecht stattfinden.

4.1.4 *Xian mai* – der Bogensehnen-Puls

Der Bogensehnen-Puls beschreibt einen puls, der eng zusammengezogen ist und nur mit Anstrengung bewegt wird. Ursache ist hierfür immer eine Behinderung des freien Flusses von *Qi*.

Im Allgemeinen stehen hier die Qualitäten und die Zustände dreier Organe im Vordergrund, die auch im Zusammenhang mit der *Rhinitis allergica* stehen. Zum ersten betrachten wir die Leber, die den freien Fluss von *Qi* regelt. Diese Kontrolle über das *Qi* kann durch vielfältige innere und äußere Faktoren beeinflusst werden und das *Qi* kann nicht sich mehr frei bewegen, stagniert und erzeugt so einen gespannten Puls. Die Milz ist das zweite Organ, das im Rahmen der Energieproduktion für die Aufrechterhaltung von *Qi*- und Blutversorgung des Körpers verantwortlich ist. Kann die Milz nicht in genügendem Maß *Qi* hervorbringen, kann das Blut in den Gefäßen nicht mehr leicht bewegt werden, woraus ein stagnierender gespannter Puls entsteht.

Kommt es zu einem Nieren-*Yang*-Mangel, so steht der Niere nicht genug Energie zur Verfügung, um unter anderem die Leber zu wärmen und zu kräftigen. Dies kann zu einer Leere-Stauung führen, die aus einem Mangelzustand heraus Grundlage einer *Qi*- und Blut-Stagnation sein kann.

Weiterhin kann eine so genannte *Yin*-Obstruktion einen gespannten Puls erzeugen, wenn Feuchtigkeit, Schleim, Kälte und mehr den Fluss des *Qi* behindern.

4.1.5 *Wei mai* und *ruo mai* – der verschwindende und schwache Puls

Der Puls ist sehr schwach, sogar zum verschwinden schwach, wenn eine große *Qi*- und Blut-Leere vorliegt. Der zugrunde liegende Mangel bringt als Resultat mit sich, dass nicht ausreichend Energie vorhanden ist, um das *Yang* nach oben zu tragen, wodurch es in der Tiefe zu „verschwinden" droht.

4.2 Die Pulsbilder in Bezug zum Syndrom

Im vorhergehenden Kapitel wurden die wichtigsten Pulsqualitäten im Einzelnen besprochen. Jetzt soll erläutert werden, worauf die einzelnen Pulsqualitäten schließen lassen und wie sie diagnostisch auftreten und wertbar sein können. Hier gilt zu beachten, dass nicht nur eine Pulsqualität je Syndrom tastbar ist. So wie eine Vielfalt von Krankheitserscheinungen und/oder Zusammenhänge mit im Spiel sein kann, verhält es sich auch mit den Pulsen, die verschiedenste Qualitäten an unterschiedlichen Tastpositionen aufweisen können. Auch hier sollen nur die wichtigsten besprochen werden.

4.2.1 Der Puls bei Wind-Hitze

Dringt Wind-Hitze in die Lunge ein, so wie es beim Heuschnupfen geschieht, verändert sich der Puls hin zu einem oberflächlichen, treibenden und schnellen Puls. Man spricht von *Fu mai*, dem oberflächlich treibenden Puls. Diese Pulsqualität lässt sich weiter nach Leere und Fülle unterscheiden. Eine Leere, zum Beispiel des *Yin*, zeigt sich dadurch, dass der Puls nicht nur an die Oberfläche steigt und beschleunigt ist, sondern auch von der Qualität her eine deutliche Leere aufzeigt, die je nach Zustand und Konstitution des Patienten zum Beispiel in *Yin*, oder im Blut, auftreten kann. Dies kann durch Sommerhitze bedingt sein, die zur Erschöpfung führt. Ein oberflächlicher und wogender Puls kann hier Leere-Hitze anzeigen. Ist der Puls aufgeweicht, lässt sich ein *Yin*-Mangel ablesen. Ein rauer Puls zeigt an, dass die Hitze bereits das Blut geschädigt hat.

4.2.2 Der Puls bei Wind-Kälte

Der Puls bei dem Befall durch Wind-Kälte unterscheidet sich zu dem Puls von Wind-Hitze dadurch, dass er in der Qualität fest und steif wirkt. Auch bei Wind-Kälte spricht man von *Fu mai*, einem oberflächlichen Puls, der aber durch die Kälte leicht verlangsamt und stagniert wirkt. Die Kälte wirkt verlangsamend und sorgt dafür, dass das *Qi* nicht ausreichend gewärmt wird und somit nicht mehr frei fließt. Dieser Zustand bewirkt, dass das Blut nicht mehr so leicht bewegt werden kann und sich „verfestigt", was durch die feste Pulsqualität widergespiegelt wird, die auch einen gespannten Charakter aufweisen kann. Der Puls bei Wind-Kälte ist aber wider erwarten nicht schwach, obwohl er langsam und stagniert erscheinen mag. Die zugrunde liegende Fülle, die durch den eingedrungenen pathogenen Faktor entstanden ist zeigt auch hier einen vollen Puls, der wogend an der Oberfläche zu finden sein kann. Man kann auch von *Jin mai* sprechen, dem festen Puls, der durch Kälte-Muster entsteht. In Kombination mit der oberflächlichen Lokalisation und der treibenden Qualität zeigt dieser Puls eine äußere Kälte an. Wäre dieser Puls in der Tiefe zu fühlen, handelt es sich um innere Kälte.

4.2.3 Pulsqualitäten bei Lungen-*Qi*-Mangel

Der Puls, der die Qualität des Lungen-*Qi* anzeigt, ist am rechten Handgelenk in der *Cun*-Position zu finden und wird mit *Xiong Zhong* bezeichnet.

Bei einem vorliegenden Lungen-*Qi*-Mangel spricht man von *Duan mai*, dem kurzen Puls, der nach der Definition nicht über die *Guan*-Position, die Position der Schranke, hinaus spürbar ist. Dies sagt aus, dass das *Yang-Qi* nicht bishin zur Zoll-Position reichen kann. In diesem Fall reicht die Menge des großen *Qi*, oder auch Thorax-*Qi*, nicht aus. Die Quelle des Thorax-*Qi* ist zwar die Milz, aber die dadurch anfallende allgemeine *Qi*-Leere geht nicht spurlos am Lungen-*Qi* vorbei, wodurch sich die Pulsqualität mit deutlicher Schwäche des Lungen-Pulses zeigt.

Je nach Ausprägung dieser Schwäche, spricht man auch vom Wei mai, dem verschwindenden Puls. Hier geht ein deutlicher *Qi*- mit einem Blut-Mangel einher.

4.2.4 Pulsqualität bei Hitze in der Lunge

Liegt eine Erkrankung mit intensiver Hitze vor, die durch das Eindringen von Wind-Hitze entstanden sein kann, entsteht der *Hong mai*, ein wogender oder auch flutender Puls, der meist beschleunigt sein kann. Tritt der *Hong mai* auf, ist dies ein Zeichen dafür, dass sich Hitze in der Lunge staut.

Tritt zusätzlich zur Hitze Schleim auf, der sich in der Lunge stauen kann, wird der Puls um eine schlüpfrige Qualität ergänzt, die die Ansammlung des Schleims in der Lunge und den Leitbahnen verdeutlicht. Auch hier bleibt der Puls beschleunigt und wird nicht durch den Schleim gebremst.

4.2.5 Der Puls bei Nieren-Yang-Mangel

Um den Nieren-Puls zu fühlen, tastet man am linken Handgelenk tief die Chi-Position. Liegt ein Nieren-Yang-Mangel vor, so findet man hier einen tiefen, schwachen und verlangsamten Puls. Die Qualität des Pulses rührt aus dem Yang-Mangel her. Das geschwächte Yang ist nicht mehr in der Lage, den Puls an die Oberfläche zu tragen und anzutreiben, der Puls ist im Allgemeinen sehr schwach.

5 Therapievorschläge

Um eine Sinnvolle Therapie des Heuschnupfens zu erstellen, muss unterschieden werden, ob es sich um eine Akuttherapie oder um eine prophylaktische Behandlung[10] handelt.

In der chinesischen Medizin unterscheidet man zwischen *Ben*, der Wurzel, und *Biao*, dem Zweig.

Biao beschreibt die bereits angeführten Symptome, die im Akutstadium den Patienten belasten, *Ben* hingegen befasst sich differentialdiagnostisch mit der zugrunde liegenden Ursache der Erkrankung, beziehungsweise des Ungleichgewichtes.

Demnach sollten in der akuten Phase die Symptome, also *Biao*, behandelt werden, um dem Patienten die Beschwerden zu lindern.

In der prophylaktischen Therapie bestehen die Symptome noch nicht, daher soll das Augenmerk auf die Wurzel, die Ursache der alljährlichen Beschwerden, gelenkt werden, um ein „Nachwachsen der Zweige", also ein Ausbrechen der Symptome, zu verhindern und das Gleichgewicht des Patienten wieder herzustellen.

5.1 Die Akuttherapie

In der Akuttherapie sollen die Symptome, *Biao*, behandelt werden. Erste Zielsetzung der Behandlung soll hier die Beschwerdefreiheit des Patienten in der akuten Phase sein.

Nach der Einordnung der oben angeführten Symptome in das System der chinesischen Medizin ergibt sich hier folgende Behandlungsstrategie:

Wind vertreiben, Hitze klären, nicht nur in den oberen Atemwegen, sondern auch in der Leber, Verteilungs- und Absenkungsfunktion des Lungen-*Qi* wiederherstellen.

Die Bedeutung der Leber leitet sich von ihrem Bezug zur Wandlungsphase Holz und dem Windcharakter des Heuschnupfens ab. So wie der Wind kommt und geht, findet der Heuschnupfen Anfallsartig statt.

Der *Yang Wei Mai* sollte akut behandelt werden, um das *Yang* im gesamten Körper zu mobilisieren und das *Wei-Qi* zu kräftigen. Punkte des *Yang Wei Mai* sind der Öffnungspunkt 3E 5 und der Ankopplungspunkt Gbl 41. Auch dem *Yang Wei Mai* zugeordnete Punkte wie Gbl 14 finden Platz in der Therapie.

Die ausgewählten Punkte sollten im Allgemeinen sedierend oder neutral genadelt werden.

In der Behandlung haben sich auch folgende Fernpunkte bewährt: Di 4, Di 11, Bl 40, Bl 13, Lu 7. Wirkungsvolle Lokalpunkte sind Di 20, Extrapunkt *Yintang*, Du 26 und Gbl 20, der als spezieller Windpunkt besondere Aufmerksamkeit verdient. Bei Augenbeteiligung werden lokal Punkte genutzt, wie Bl 2, 3E 23 und Gbl 1. Punkte wie Bl 12 und 13 können durch Schröpfen behandelt werden.

Sollte der Patient unter einer großen Schleimabsonderung leiden, bieten sich spezielle Punkte wie Mi 3 oder auch Ma 40 behandelt werden.

Um die eingedrungene Hitze in der Lunge und ein mögliches Fieber zu therapieren verwendet man Punkte wie Lu 10 oder Lu 11. Die ausgewählten Punkte werden in den folgenden Abschnitten genauer besprochen, jedoch aber nur auf ihren Bezug zur Behandlungsstrategie erläutert. Lokale Punkte sollen nicht einzeln aufgeführt werden, da sich ihre Funktion im lokalen befreien der Leitbahnen und bewegen von Stagnationen erklärt.

5.1.1 Erwärmer 5 *Waiguan* – Äußeres Tor

- *Luo*-Punkt, Öffnungspunkt des *Yang Wei Mai*, AP des *Dai Mai*
- Beseitigt Wind und befreit die Oberfläche, unterstützt den Kopf, öffnet das *Yang*-Verbindungsgefäß, klärt Hitze

Durch seinen engen Bezug zum *Yang Wei Mai* ermöglicht es dieser Punkt, die *Yang*-Reserven des Körpers zu mobilisieren du damit das *Wei-Qi* zu stützen. Weiter leitet er Wind aus und bezieht sich auf den Wirkungsbereich Kopf, wo er Wind und Hitze vertreiben kann.

5.1.2 Gallenblase 41 *Zulinqi* – Fließende Tränen des Fußes

* *Shu*-Bachpunkt (*YU*), Holzpunkt (*Benpunkt*), Öffnungspunkt des Gürtelgefäßes
* Verteilt das Leber-*Qi,* klärt den Kopf und unterstützt die Augen, transformiert Schleim

Gbl 41 hat viele Funktionen in Bezug auf den Heuschnupfen. Zum einen ist er der *Ben*-Punkt im Holz, wodurch er in der Wandlungsphasen-Behandlung unverzichtbar ist, um das Holz zu beruhigen. Als Ankopplungspunkt des *Yang Wei Mai* kann er zusammen mit 3E 5 *Yang* zur Abwehr äußerer Faktoren zur Verfügung stellen und durch seinen Bezug zu den Augen lässt er eine symptomatische Behandlung der gereizten Augen zu.

5.1.3 Gallenblase 20 *Fengchi* – Wind-Teich

* Kreuzungspunkt von Gbl und *Yang Wei Mai,* 3E und *Yang Qiao Mai*
* Eliminiert Wind, unterstützt den Kopf und die Augen, klärt die Sinnesorgane

Gbl 20 ist einer der wichtigsten Punkte zur Behandlung von Winderkrankungen. Durch seinen Effekt auf den *Yang Wei Mai* ermöglicht er eine erfolgreiche Abwehr von Wind, was auch in seinem Namen „Windteich" zum Ausdruck kommt. Der Wind wie auch die Hitze können aus Kopf und Augen abgeleitet werden, was den Bezug zu Hitze- und Winderkrankungen im Kopfbereich aufzeigt.

5.1.4 Gallenblase 14 *Yangbai* – Yang- Weiß

* Kreuzungspunkt von Gbl und *Yang Wei Mai,* 3E, Ma und Di
* Eliminiert Wind, unterstützt den Kopf und unterstützt die Augen

Als ein Kreuzungspunkt mit dem *Yang Wei Mai* und als lokaler Punkt bietet Gbl 14 die Möglichkeit, pathogene Faktoren von den Augen fern zu halten, beziehungsweise von dort zu entfernen. Über den *Yang Wei Mai* kann Gbl 14 viel Energie liefern, um das *Wei-Qi* und das *Yang* im Bereich des Kopfes zu stärken.

5.1.5 Dickdarm 4 *Hegu* – Talverbindung

* *Yuan*-Quellpunkt, *Gao Wu* Kommando-Punkt, *Ma Dan-yang* Himmel-Stern-Punkt
* Reguliert das *Wei-Qi*, vertreibt Wind und befreit die Oberfläche
* Reguliert das Gesicht, Augen und Nase

- Regeneriert das *Yang*

Der Dickdarm ist eng mit der Lunge verbunden. Die *Yang*-Leitbahn des Dickdarms spiegelt die *Yin*-Leitbahn der Lunge und kann daher dazu dienen, ein durch eingedrungene Faktoren geschädigtes Lungen-*Qi* zu befreien. Di 4 sollte daher sedierend genadelt werden, um den pathogenen Faktor auszuleiten. Des Weiteren wird Di 4 zugeschrieben, dass der Punkt die Möglichkeit besitzt, das *Wei-Qi* zu stärken. Aufgrund seiner extremen Wirksamkeit, wurde der Punkt durch *Ma Dan-yang* zum Himmel-Stern-Punkt klassifiziert und ist bis heute einer der meistverwendeten Punkte.

5.1.6 Dickdarm 11 *Quchi* – Gewundener Teich

- *ho*-Meerpunkt, Erdpunkt, *Sun Si-miao* Geist-Punkt, *Ma Dan-yang* Himmel-Stern-Punkt
- Klärt Hitze, kühlt Blut, eliminiert Wind
- reguliert *Qi* und Blut

Aufgrund seiner Wirksamkeit, wurde auch dieser Punkt durch *Ma Dan-yang* klassifiziert. Besonders ist, dass Di 11 in der Lage ist über die *Yang-Ming*-Schicht Yang, also Hitze und Feuer, aus dem Körper zu bringen. Dieser Bezug wird hergestellt, um damit die eingedrungene Hitze wieder nach außen zu bringen und damit auch, wie Di 4, pathogene Faktoren, die sich noch an der Oberfläche befinden, zu eliminieren. Um dies zu erreichen, muss der Punkt ebenfalls sedierend genadelt werden.

5.1.7 Blase 40 *Weizhong* – Unterstützende Mitte

- *ho*-Meerpunkt, Erdpunkt, *Gao Wu* Kommando-Punkt, *Ma Dan-yang* Himmel-Stern-Punkt
- Kühlt das Blut, klärt Sommerhitze

Bl 40 ist ein wichtiger Punkt, mit dem es möglich ist, bei sedierender Nadelung Hitze aus dem Blut zu eliminieren. Er gehört zur *Tai-Yang*-Schicht und ist somit auch in Bezug zum *Wei-Qi* zu setzen, welches in dieser Schicht besonders aktiv ist.

5.1.8 Blase 12 *Fengmen* - Windtor

- Kreuzungspunkt von Bl und *Du Mai*
- Leitet Wind aus und befreit die Oberfläche, Kräftigt *Wei-Qi* und die Oberfläche
- Verteilt und senkt das Lu-*Qi*, unterstützt die Nase

Blase 12 findet in der Therapie einen besonderen Stellenwert als Windpunkt. Der Punkt eignet sich im Falle des Heuschnupfens speziell dazu, den Wind auszuleiten und durch seinen Bezug zu Lunge und *Wei-Qi* die Abwehrfunktionen des Körpers wieder zu mobilisieren.

5.1.9 Blase 13 *Feishu* – Zustimmungspunkt der Lunge

* Tonisiert Lungen-Qi und Lungen-*Yin*, senkt und verteilt das Lungen-Qi
* Klärt Hitze aus der Lunge, Befreit die Oberfläche

Dieser Punkt qualifiziert sich durch seinen Status des *Shu*-Punktes. Er hat direkten Bezug zur Lunge und stärkt deren Funktionen. Mit diesem Punkt soll die absenkende und verteilende Funktion der Lunge aktiviert werden, welche das *Wei-Qi* wieder ausreichend zirkulieren lässt.

5.1.10 Lunge 7 *Lieque* – Unterbrochene Reihenfolge

* *Luo*-Punkt, Öffnungspunkt für den *Ren Mai, Gao Wu* Kommandopunkt, *Ma Dan-yang* Himmel-Stern-Punkt
* Befreit die Oberfläche und beseitigt Wind, fördert die absenkende Funktion der Lunge
* Beruhigt Wind und Schleim
* Unterstützt den Kopf

Als *Luo*-Passage-Punkt hat Lu 7 einen inneren Ast, der direkt zur Lunge führt und einen zweiten, der die Leitbahnen von Lunge und Dickdarm miteinander verbindet. Laut Deadman hat Lunge 7 eine besondere Wirkung auf Wind-Erkrankungen und ist in der Lage, Wind auszuleiten und zu beruhigen. Dies besonders in den oberen Körperregionen, wo sich auch beim Heuschnupfen das Eindringen von Wind im Kopfbereich manifestiert.

5.1.11 Milz 3 *Taibai* – Höchstes Weiß

* *Shu*-Bachpunkt (*YU*), *Yuan*-Quellpunkt, Erdpunkt
* Tonisiert Milz und Magen, beseitigt Feuchtigkeit und feuchte Hitze, reguliert das *Qi*

Milz 3 hat als *Ben*-Punkt die besondere Fähigkeit, Magen und Milz zu stärken und somit die Energieproduktion anzuregen. Magen und Milz bilden bei der Produktion von *Wei-Qi*, wie bereits vorher besprochen, einen wichtigen Zwischenschritt. Weiter hat Milz 3 die Möglichkeit, Feuchtigkeit und Schleim, der bei der *Pollinosis* zu finden ist, aufzulösen und auszuleiten.

Als *Yuan*-Punkt mobilisiert er dazu das *Yuan-Qi*.

5.1.12 Magen 40 *Fenglong* – Reiche Wölbung

- *Luo*-Punkt

- Wandelt Schleim und Feuchtigkeit um

- Unterstützt die Brust, klärt Schleim aus den Lungen und lindert Husten und Keuchen

Magen 40, ebenfalls *Luo*-Punkt mit inneren Zweigen zu Magen und Milz, gilt als besonderer Punkt bei Schleim-Erkrankungen. Beim Heuschnupfen sammelt sich Schleim in den Nebenhöhlen, wie auch in der Lunge. Magen 40 besitzt die Fähigkeit, diesen Schleim umzuwandeln und in zu klären. Die Verbindung zur Milz unterstützt dabei diese Fähigkeit enorm.

5.1.13 Lunge 10 *Yuji* – Fischbauchgrenze

- *Ying*-Quellpunkt (*Yong*), Feuerpunkt

- Klärt Lungen-Hitze, senkt rebellierendes *Qi*

Befällt Wind Hitze die Lunge, eignet sich Lu 10 als Feuerpunkt unter sedierender Nadelung, um die Hitze aus der Lunge zu klären. Als *Yuan*-Punkt aktiviert er das *Yuan-Qi* und stärkt somit die Lunge in ihrer absenkenden Funktion. Rebelliert das Lungen-*Qi* und der Patient muss niesen, kann diese Gegenläufigkeit des *Qi* korrigiert werden.

5.1.14 Lunge 11 *Shaoshang* – Geringes Metall

- *Jing*-Brunnenpunkt (*Ting*), Holzpunkt, *Sun Si-miao* Geist-Punkt

- Klärt Hitze

Dieser Punkt ist unter anderem bei Wind-Hitze- oder Wind-Kälte-Inversion indiziert. Seine Qualität als Holzpunkt entzieht dem Feuer, das durch das Eindringen des pathogenen Faktors entsteht, die Grundlage über den *Sheng*-Zyklus. Als *Ting*-Punkt ist er besonders dynamisch und klärt Hitze sehr effektiv, besonders aus der Hals-Region.

5.2 Die prophylaktische Therapie

Die prophylaktische Therapie des Heuschnupfens zielt auf *Ben*, die zugrunde liegende Ursache der Beschwerden ab.

In den vorhergehenden Abschnitten wurden diese diskutiert und nun soll deren Behandlung im Vordergrund stehen.

In der chinesischen Medizin bezeichnet *Ben* einen Mangel an *Wei-Qi*, der das Eindringen externer pathogener Faktoren, wie in diesem Fall Wind-Hitze oder Wind-Kälte, ermöglicht.

Grundlage des *Wei-Qi-xu* scheint in erster Linie ein Mangel an Lungen-*Qi* und Nieren-*Yang* zu sein.

Folglich soll eine prophylaktische Therapie Das *Wei-Qi*, das Lungen-*Qi* und natürlich das Nieren-*Yang* stärken, um eine ausgeglichene Funktion zu gewährleisten.

Eine präsaisonale Prophylaxe soll nach Maciocia im Idealfall im Herbst beginnen. Empfohlen wird die Zeit von August bis Oktober.

Diese Zeitspanne bezieht sich nach dem Konzept der Wandlungsphasen auf den Herbst, der dem Metall zugeordnet wird. Dem Metall zugehörig tritt hier der Bezug zwischen der Erkrankung der oberen Luftwege in Zusammenhang mit dem plötzlichen Auftreten im Frühjahr, dem Holz. Da das Metall nach dem *Ko*-Zyklus das Holz nicht mehr kontrollieren kann, muss das Metall und die zugeordneten Organe gekräftigt werden, um im Frühjahr ein übersprießen des Holzes zu verhindern. Das Holz zieht sich im Herbst zurück und das Metall steht im Vordergrund. Eine Behandlung nach den Wandlungsphasen könnte Punkte wie Lu 8, Lu 11 sowie Le 1 und Le 4 beinhalten.

Weiter wird diskutiert, ob in Rahmen der Therapie auch das Lenkergefäß *Du Mai*[8] gestärkt werden soll. In der Literatur findet man, dass der *Du Mai Wei-Qi* im gesamten Körper und vornehmlich in der Rückengegend und im Nacken zirkuliert, um so den Körper vor dem Eindringen pathogener Wind-Hitze oder auch Wind-Kälte zu schützen.

Wichtige Punkte der Prophylaxe sind daher: Du 23, Du 24, um die Nasensekretion zu stoppen, Gbl 20 um Wind zu vertreiben, Du 4 und Ren 4 um den *Du Mai* zu stärken, Bl 23, Ni 3, Bl 13 und Du 12 um die Lungen- und Nieren-Funktion zu kräftigen und Du 14 um den Du Mai im Oberkörperbereich zu stärken. Bei Augenbeteiligung können auch lokale Punkte der Akuttherapie verwendet werden. Auch diese Punkte werden im Folgenden genauer besprochen.

5.2.1 Lunge 8 *Jingqu* - Kanalgraben

- *Jing*-Flusspunkt (*king*), Metallpunkt, *Benpunkt*
- Senkt das Lungen-*Qi* und lindert Husten und Keuchen

Als *Ben*-Punkt (Metall im Metall) ist Lunge 8 nach der Wandlungsphasen-Behandlung in der Lage, dass Metall im ganzen zu stärken. Er hat nicht nur die Funktion, das Lungen-*Qi* abzusenken, sondern ist auch in der Lage, äußeren Wind abzuwehren.

5.2.2 Lunge 11 *Shaoshang* – Geringes Metall

- *Jing*-Brunnenpunkt (*Ting*), Holzpunkt, *Sun Si-miao* Geist-Punkt
- Klärt Hitze

Lunge 11 stellt als Holz-Punkt eine Möglichkeit dar, die Beziehung zwischen Holz und Metall zu harmonisieren. Eine Nadelung des Punktes sollte die Kontrolle des Metalls kräftigen und das Holz in seine Schranken weisen. Als *Ting*-Punkt zeichnet sich Lunge 11 durch eine besondere Dynamik aus.

5.2.3 Leber 1 *Dadun* – Großes Dickes

- *Jing*-Brunnenpunkt (*TING*), Holzpunkt

Als *Ben*-Punkt eignet sich Leber 1 hervorragend, um einen Überschuss an Holz in Bezug zum Metall zu verringern. Er ist ebenfalls *Ting*-Punkt und kann so sehr dynamisch das Verhalten des Holzes beeinflussen.

5.2.4 Leber 4 *Zhongfeng* – Mittleres Siegel

- *Jing*-Flusspunkt, Metallpunkt
- Verteilt das Leber- *Qi* und klärt gestaute Hitze in der Le-LB

Als Metallpunkt sollte Leber 4 mit in die Behandlung aufgenommen werden, um gemäß den Wandlungsphasen das Metall im Holz zu kräftigen. Hier kann der *Ko*-Zyklus gefestigt werden und die Leber als Holz-Organ besänftigt werden.

5.2.5 *Du Mai* 23 *Shangxing* – Oberer Stern

- Unterstützt die Nase und die Augen, beseitigt Wind und unterstützt den Kopf und das Gesicht

Du Mai 23 ist indiziert bei nasaler Obstruktion, auch verbunden mit Kopfschmerzen und klarem Ausfluss aus der Nase. Der *Du Mai* zieht durch die Nase und eignet sich durch Lokalisation und Funktion.

5.2.6 *Du Mai* 24 *Shenting* – Hof des Geistes

- Kreuzungspunkt des Lenkergefäßes mit der Blasen- und Magenleitbahn
- Eliminiert Wind du unterstützt den Kopf, die Nase und die Augen

Dieser Punkt hat eine Indikation bei Kopf-Wind und klarem anhaltendem Ausfluss aus der Nase.

5.2.7 Gallenblase 20 *Fengchi* – Windteich

- Kreuzungspunkt der Gallenblasen- und Dreifacher Erwärmer-Leitbahn mit dem *Yang*-Fersen- und *Yang*-Verbindungsgefäß
- Eliminiert Wind

- Unterstützt Kopf und Augen, klärt die Sinnesorgane

Der Name *Fengchi*, Windteich, zeigt deutlich den Bezug von Gbl 20 zu Wind-Erkrankungen. Die Lokalisation am Kopf stellt einen weiteren Bezug zu Wind-Erkrankungen im Kopfbereich her. Dieser Punkt eignet sich, um Wind im Kopfbereich, wie er beim Heuschnupfen auftritt, zu vertreiben. Der Punkt eignet sich auch sehr gut in der Akuttherapie und sollte dort ebenfalls berücksichtigt werden, wird aber hier speziell aufgeführt, um prophylaktisch auf das Holz einzuwirken, um Wind und Hitze gar ´nicht erst aufkommen zu lassen.

5.2.8 *Du Mai* 4 *Mingmen* – Tor der Vitalität

- Klärt Hitze
- Reguliert das Lenkergefäß
- Tonisiert die Niere

Dieser Punkt soll speziell genutzt werden, um über eine Kräftigung des *Du Mai* eine Stärkung des *Wei-Qi* Systems zu erreichen und dem Körper ausreichend Energie zur Verfügung zu stellen, um ausreichend *Qi* zu bilden und zirkulieren zu lassen.

5.2.9 *Ren Mai* 4 *Guanyuan* – Tor des Ursprungs-*Qi*

- Vorderer *Mu*-Punkt des Dünndarms, Kreuzungspunkt des *Ren Mai* mit der Milz-, Leber- und Nierenleitbahn
- Stärkt das *Yuan-Qi* und das *Jing*, tonisiert die Nieren
- Wärmt und stärkt die Milz

Das *Yuan-Qi* bildet eine wichtige Quelle für das *Wei-Qi* und sollte somit auch in der prophylaktischen Therapie behandelt und gestärkt werden. *Ren Mai* 4 eignet sich dazu besonders gut, wie dem Namen des Punktes zu entnehmen ist.

5.2.10 Blase 23 *Shenshu* – Zustimmungspunkt der Niere

- *Shu*- Punkt der Niere
- Tonisiert die Nieren und stärkt das *Yang*, unterstützt die Essenz, nährt das Ni- *Yin* und stärkt das Ni- *Qi*
- Unterstützt die Ohren und Augen

Der Zusammenhang zwischen *Wei-Qi* und Nieren-*Yang* macht diesen Punkt für die Behandlung der *Rhinitis allergica* unverzichtbar. Blase 23 hat als *Shu*-Punkt direkten Einfluss auf die Nieren und kann diese kräftigen und stärken, was der Produktion des *Wei-Qi* als Grundlage notwendig ist. *Shu* bedeutet so viel wie Transport und soll erklären, dass *Shu*-Punkte *Qi* direkt zu dem jeweiligen Organ, in diesem Fall die Niere, transportieren.

5.2.11 Niere 3 *Taixi* – Großer Wildbach

- *Shu*-Bachpunkt (*YU*), *Yuan*-Quellpunkt, Erdpunkt
- Nährt das Nieren-*Yin* und klärt leere Hitze, tonisiert das Nieren-*Yang*
- Verankert das *Qi* und unterstützt die Lunge

Als *Yuan*-Punkt ist Niere 3 sehr wichtig, um die *Yang*-Energie der Niere und somit auch das *Yuan-Qi* zu stärken und zu mobilisieren. Die Nieren speichern die *Yin*-Essenz und das *Mingmen*-Feuer, das die Quelle der Heilungsfähigkeit darstellt. Die Erde in Ni 3 beschreibt die nährenden und kühlenden Aspekte des Punktes. Ein Bezug zur Lunge zeigt auf, dass die Verkettung zwischen Nieren- und Lungen-*Qi* und somit die Produktion und Verteilung von *Wei-Qi* unterstützt werden kann.

5.2.12 Blase 13 *Feishu* – Zustimmungspunkt der Lunge

- *Shu*- Punkt der Lunge
- Tonisiert das Lu-*Qi* und nährt das Lu-*Yin*, senkt und verteilt das Lu-*Qi*
- Klärt Hitze aus der Lunge, befreit die Oberfläche

Als *Shu*-Punkt der Lunge hat Blase 13 die Aufgabe, direkt *Qi* zur Lunge zu transportieren. Dies hilft, das Lungen-*Qi* in seiner absenkenden und verteilenden Funktion zu unterstützen und zu fördern. Dies stellt die Vorrausetzung für die Verteilung und Stärkung des *Wei-Qi* dar.

5.2.13 *Du Mai* 12 *Shenzhu* – Säule des Körpers

- Klärt Hitze aus der Lunge
- Beruhigt Wind

In „*Essential Questions*" wird über diesen Punkt gesagt, dass er Hitze aus dem Brustkorb klärt. Dringt Wind-Hitze in die Lunge ein, stellt sich dieser Punkt als kompetent heraus, um diese Hitze erfolgreich zu klären. Seine Lokalisation auf Höhe von Blase 13 *Feishu* lässt einen weiteren Bezug zur Lunge erschließen.

5.2.14 *Du Mai* 14 *Dazhui* – Großer Wirbel

- Kreuzungspunkt des *Du Mai* mit den sechs *Yang*-Leitbahnen der Hand und des Fußes, Punkt des Meeres des *Qi*
- Beseitigt Wind und stärkt die Oberfläche, klärt Hitze

Dieser Punkt hat die besondere Funktion, den *Du Mai*, besonders in der oberen Körperhälfte, zu aktivieren. Somit ermöglicht dieser Punkt den Transport von *Wei-Qi* und *Yang* in die beim Heuschnupfen betroffenen oberen Körperregionen.

6 Zusammenfassung

Ich hoffe, dass mit dieser Arbeit gezeigt werden konnte, wie sich das Eindringen eines pathogenen Faktors in den Körper auf Grund eines schwachen *Wei-Qi* gestalten kann. Bei der Therapie des Heuschnupfens ist das Verständnis des Vorganges und der Zusammenhänge sehr wichtig, da ein Mangel oder eine Schwäche des *Wei-Qi* verschiedene zu differenzierende Ursachen haben kann. Es sollte ein Einblick gegeben werden in die Herkunft und Quellen des *Wei-Qi* und den damit zusammenhängenden Funktionskreisen. Tritt der Heuschnupfen auf, so liegt eine Schwäche des *Wei-Qi* vor, die bei jedem Patienten von individueller Pathogenese ist. Mittels regelrechter Anamnese und Untersuchung muss die genaue Ursache und der oder die betroffenen Funktionskreise herausgefunden werden, um eine sinnvolle Behandlung der Erkrankung zu erreichen. Unabdinglich ist bei der Diagnosestellung im Sinne der chinesischen Medizin eine genaue Betrachtung der Zunge und ein regelmäßiges kontrollieren der Pulsqualitäten in allen sechs Positionen. Beide Untersuchungsmittel erfordern viel Übung und Erfahrung, um eine genau differenzierte Diagnose finden zu können[1]

Ein wichtiges Augenmerk muss hier auf den Funktionskreisen Lunge und Niere liegen, die im Zusammenhang mit Milz, dreifachem Erwärmer und den Sondergefäßen *Du Mai* und *Yang Wei Mai* die Hauptstütze in der Produktion und Verteilung von *Wei-Qi* bilden.

Eine Einordnung des Krankheitsbildes in die Wandlungsphase Holz bleibt unerlässlich. Das periodische Auftreten im Frühling und die charakteristische Beteiligung der Augen müssen in der Behandlung auch Leber und Gallenblase mit eingeschlossen werden. Die Leber steht auch eng in Verbindung mit dem Begriff Wind. Die Leber kann in extremen Fällen „inneren Wind" auslösen und spielt somit auch eine anfällige Rolle beim Eindringen von Wind-Hitze in die Leitbahnen des Körpers.

Die Wandlungsphase Metall in ihrem Verhältnis zum Holz muss ebenfalls sehr genau betrachtet werden, um den *Ko*-Zyklus wiederherzustellen.

In den Behandlungsstrategien wird sich hauptsächlich auf die wichtigsten Punkte zur Behandlung der Krankheitsursachen bezogen. Lokale Punkte oder Punkte, die in Folgebehandlungen verwendet werden sollten, werden hier nicht berücksichtigt, da sie im weiteren Behandlungsverlauf vom Therapeuten abhängig von der Reaktion des Patienten gewählt werden müssen.

---

[1] Bei der Recherche für diese Arbeit bin ich leider sehr häufig auf TCM-Therapeuten gestoßen, die eine Zungendiagnose nicht für nötig halten und die Pulse sogar lediglich an nur einem Handgelenk tasten. In diesen Fällen kann keine komplette Untersuchung und damit keine vernünftige Diagnosestellung erfolgen. Eine vernünftige und sinnvolle Behandlung bleibt im Raum stehen.

Beachtet werden muss, dass nicht alle möglichen Syndrome in dieser Arbeit auftauchen. Oft treten verschiedene Syndrome gleichzeitig auf oder haben sogar noch tiefer liegende Ursachen, manche betreffen vielleicht sogar Funktionskreise, die hier keine Erwähnung finden. Lediglich die relevantesten sollten hier vorgestellt werden.

Eigene Erfahrungswerte kommen in dieser Arbeit nicht zum Tragen. In der Praxis, die erst seit einigen Monaten eröffnet ist, wurden bisher nur wenige Patienten mit *Rhinitis allergica* behandelt. Um die Schwerpunkte dieser Arbeit mit Fallbeispielen oder Erfahrungswerten zu stützen oder ihnen zu widersprechen, liegen nicht ausreichende Erfahrungen und Fakten vor. In welcher Häufigkeit welches Syndrom vorkommt, welche Kombinationen von Syndromen oft auftreten oder welches genaue Therapiekonzept am ehesten zu einer erfolgreichen Behandlung führt, kann hier leider nicht wiedergegeben werden, aber die Arbeit soll es möglich machen, den Patienten so genau wie möglich zu betrachten und seine Beschwerden richtig in das Konzept der Traditionellen Chinesischen Medizin einzuordnen.

Mir hat das Arbeiten an diesem Text erneut das Zusammenspiel der unterschiedlichen Funktionskreise und Energien vor Augen geführt. Im kommenden Frühling hoffe ich, dass ich aus den hier gewonnenen und vertieften Kenntnissen dem Heuschnupfenleiden eine gute Therapie entgegensetzen kann, die nach allen wichtigen Gesichtspunkten den Patienten, seine Symptome und deren tiefere Ursache erfasst.

Ich wünsche mir, dass aus meiner Arbeit eine sinnvolle Übersicht entstanden ist, die nicht nur mir, sondern auch allen geschätzten Kollegen und Kolleginnen helfen kann, in ihrer Praxis ihren Patienten und Patientinnen das nervige Leiden des Heuschnupfens zu lindern und das Wohlbefinden wieder herzustellen. Der Frühling ist einfach zu schön, um ihn mit verquollenen Augen und laufender Nase überstehen zu müssen.

7. Quellenangaben

[1] Pschyrembel, klinisches Wörterbuch, 261. Auflage

[2] Harrisons Innere Medizin Band 2, 15. Auflage

[3] Die Grundlagen der Chinesischen Medizin, Giovanni Maciocia, Erich Wühr Verlag

[4] Die Wandlungsphasen der traditionellen chinesischen Medizin Band 1 – Holz, Verlag Müller & Steinicke

[5] Die Wandlungsphasen der traditionellen chinesischen Medizin Band 4 – Feuer, Verlag Müller & Steinicke

[6] Die 8 außergewöhnlichen Gefäße in der traditionelle chinesischen Medizin, Barbara Kirschbaum, Medizinisch literarische Verlagsgesellschaft mbH - Uelzen

[7] Das große Buch der chinesischen Medizin, Ted J. Kaptchuk, Heyne-Verlag

[8] Atlas und Lehrbuch der Chinesischen Zungendiagnostik Band 1, Barbara Kirschbaum, Erich Wühr Verlag

[9] Das Geheimnis der Chinesischen Pulsdiagnose, Bob Flaws, Erich Wühr Verlag

[10] Leitfaden Chinesische Medizin, Focks, Hillenbrand, Urban & Fischer Verlag

Bewertung des Dozenten

Marco Weser hat sich theoretisch mit der allergischen Rhinitis intensiv und mit großem Engagement auseinandergesetzt. Die dargestellten Konzepte sind gut und ausführlich ausgearbeitet; somit ist ein tiefgehendes Verständnis der Chinesischen Medizin erkennbar.

Da die Gedankengänge nicht an der Praxis orientiert sind, wie Marco Weser in der Zusammenfassung schreibt, wird sich im gerade beginnenden Frühling zeigen, ob die Theorie der Praxis standhält oder ob der Blickwinkel auf die Jahreszeiten und damit auf die Wandlungsphasen nicht doch etwas mehr Beachtung verdient hätte. In jedem Fall ist die Arbeit eine fundierte Vorbereitung auf die Praxis!

Form:

Die Arbeit ist übersichtlich gegliedert und sprachlich lebendig ausformuliert. .Die Gedankengänge sind nachvollziehbar und schlüssig dargestellt.

Fazit:

Ich beurteile die Arbeit als gut bestanden und wünsche Marco Weser viel Freude bei der Anwendung!

BEI GRIN MACHT SICH IHR WISSEN BEZAHLT

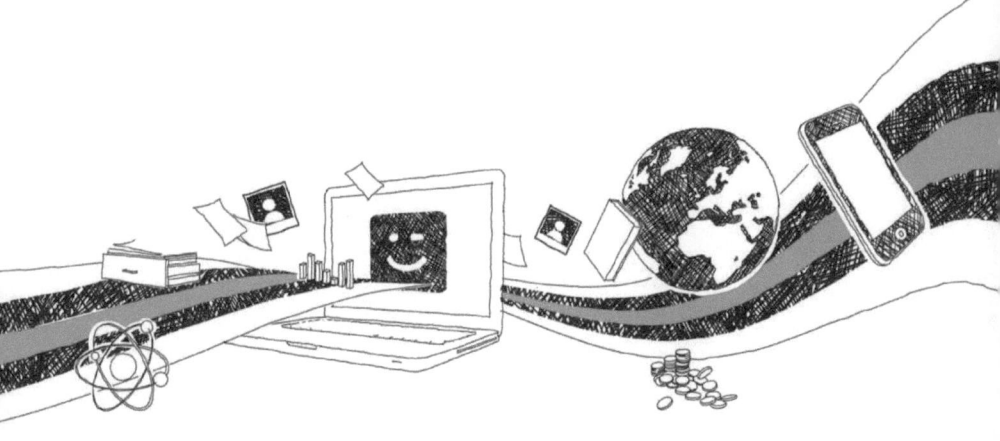

- Wir veröffentlichen Ihre Hausarbeit,
  Bachelor- und Masterarbeit

- Ihr eigenes eBook und Buch -
  weltweit in allen wichtigen Shops

- Verdienen Sie an jedem Verkauf

Jetzt bei www.GRIN.com hochladen
und kostenlos publizieren

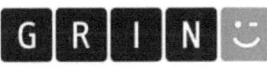